I0069507

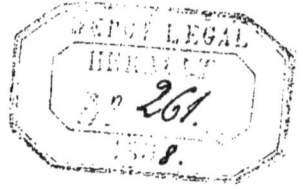

Extrait du MONTPELLIER MÉDICAL,

JOURNAL MENSUEL DE MÉDECINE. —— N° 1. — JUIN 1858.

OBSERVATION DE TAILLE MÉDIANE ;

CIRCONSTANCES EXCEPTIONNELLES ;

Par M. le Professeur Bouisson.

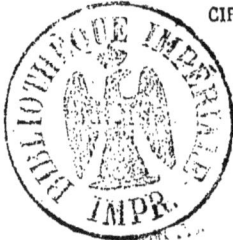

Le chirurgien qui par ses travaux consciencieux sur l'opération de la taille, a peut-être acquis le plus d'autorité sur les questions
qui s'y rapportent, Deschamps, avait entrevu, dès le commencement de ce siècle, que l'opération de la taille médiane, si dis-
créditée sous le nom de *grand appareil*, n'était pas en réalité aussi
défectueuse qu'on le prétendait ; et bien qu'il n'ait osé se prononcer
lui-même en faveur de ce mode cystotomique, il lui a rendu
un hommage digne d'être remarqué. « Qui sait, a-t-il dit, si
un jour on ne sera pas tenté de revenir à cette méthode? »

Le progrès dans les sciences pratiques consiste à créer de nou-
veaux moyens utiles, ou à simplifier les moyens existants. A ce
dernier titre, la taille médiane présente des droits particuliers à
une adoption nouvelle dans l'art chirurgical. Son but, en effet, est
de réduire la cystotomie à une forme simple, et de faire atteindre
les calculs vésicaux par la voie la plus directe, et nous pouvons
ajouter, la plus sûre. Bon nombre de chirurgiens, prévenus contre
cette opération par l'appréciation défavorable dont on accompagne

sa description dans les traités classiques, se la figurent encore
telle qu'on la pratiquait à l'époque des Colot. Il est temps de reconnaître que, loin d'être d'une exécution compliquée, elle est au
contraire exempte de toute surcharge dans sa partie instrumen-
tale : son manuel se réduit à une incision sur un conducteur,
dans une direction où le bistouri ne rencontre aucun vaisseau et
peut facilement éviter les organes qu'il est utile de respecter. On
commence d'ailleurs à secouer un peu le joug de l'opinion qui
a si longtemps entravé le progrès que cette opération représente,
et il nous suffirait, au besoin, de citer parmi les essais les plus
modernes, ceux dont une expérience de plus de vingt ans a
confirmé les bons résultats à la clinique de Montpellier, sous la
direction de Lallemand et de Serre et sous la nôtre. Des tentatives
non moins heureuses appartiennent à notre collègue M. Benoît,
à M. Rizzoli, de Milan, et à M. Kelburne, d'Édimbourg.
A Paris même, quelques jeunes chirurgiens n'ont eu qu'à se
louer de n'avoir pas répudié les services d'une opération que nous
avions recommandée. M. Adolphe Richard, agrégé à la Faculté
de médecine de Paris, nous communiquait récemment deux
exemples de succès qu'il avait obtenus par la taille médiane. Nous
enregistrons avec satisfaction ce témoignage favorable, et qui nous
fait augurer un meilleur avenir pour une opération injustement
négligée.

Nous n'avons pas l'intention de reproduire ici des arguments
amplement développés, dans un autre recueil[1], en faveur de la
taille médiane, que les perfectionnements les plus récents ont
pour but de réduire à un simple débridement urétro-prosta-
tique. Telle que nous la pratiquons, elle n'est réellement que
l'opération de la boutonnière, prolongée jusqu'à la partie la plus
antérieure du col vésical. Ainsi ramenée à son minimum d'étendue et de danger, la taille médiane n'en permet pas moins d'atteindre et d'extraire des calculs d'un volume considérable. Les
prétendus dangers de la lésion du rectum et des canaux éjacula-

---

[1] *Gazette médicale de Paris,* 1856. Voy. aussi le tom. I de notre *Tribut
à la chirurgie,* in-4°, 1858.

teurs sont facilement évités, et le chirurgien recueille le fruit d'une simplification qui a pour but d'enlever à la cystotomie ses caractères d'opération majeure, pour la faire rentrer dans le cadre des opérations innocentes.

Le cas suivant est un de ceux qui ont le mieux affermi nos convictions au sujet des avantages que présente la taille médiane.

OBSERVATION.

Calcul volumineux ayant pour noyau un fragment de branche de saule introduit dans la vessie ; — épingle en cuivre dans la cavité du même organe ; extraction de ces corps étrangers. — Guérison en huit jours. (*Planche* I.)

Le nommé D....., de Camaret (Vaucluse), âgé de vingt ans, d'une intelligence bornée, n'ayant été jugé apte à aucune profession, était employé à la ferme de son père pour garder les troupeaux. L'influence de la solitude et de fâcheux instincts lui avaient fait contracter à un degré extraordinaire l'habitude de la masturbation. Sous l'impulsion de ces idées déréglées, il en était venu à se procurer des sensations voluptueuses en titillant le canal de l'urètre avec divers instruments qu'il introduisait par le méat urinaire. Il imagina, un jour de printemps, au moment où la sève montante isole l'écorce du bois de saule de sa partie ligneuse, d'employer un fragment de branche dénudée, pour se chatouiller le canal. Cet engin lui échappa et parvint dans la vessie. Honteux de sa mésaventure, il la tint secrète pendant deux ans, sans renoncer, à ce qu'il paraît, à sa funeste habitude, malgré les douleurs croissantes que la présence de ce corps étranger et la formation d'une concrétion urinaire pouvaient lui occasionner. Il paraît même que, sous l'empire irrésistible de ses penchants vicieux, il variait de plus en plus les instruments d'excitation, car l'opération fit retrouver dans sa vessie une forte épingle en cuivre, dont l'introduction me parut récente.

Vaincu par les douleurs que la présence de ces corps avait déterminées, et effrayé surtout par la difficulté d'uriner qui s'était manifestée dans les derniers temps, D.... se décida enfin à se plaindre, et fit comprendre par des aveux imparfaits que sa vessie renfermait un morceau de bois. Une sonde introduite dans la vessie, par M. le docteur Gaudibert (d'Orange), fit constater un calcul vésical, et on décida le malade à se rendre à Montpellier, où il arriva dans les premiers jours de juillet 1857. — Ce ne fut qu'avec beaucoup de peine que je pus obtenir des renseignements sur la longueur, le volume, la nature du corps étranger engagé dans la vessie, sur les circonstances de son introduction, et sur les phénomènes qui s'étaient passés depuis. J'appris cependant, soit du malade, soit de son père ou du médecin ordinaire, à qui il avait fait quelques aveux, qu'il s'agissait bien réellement d'un morceau de saule privé de son écorce et tombé dans la vessie, que ce corps étranger y séjournait depuis environ deux ans, et que les douleurs dont il était la cause, d'abord assez modérées pour être dissimulées, étaient devenues plus tard d'une telle acuité, qu'il s'était vu forcé de se plaindre et de réclamer du soulagement. Sur tous les autres points, le malade se tenait dans un silence obstiné, et ne communiquait que de vagues indications où les réticences avaient plus de valeur que les aveux, et laissaient deviner ce qu'il s'appliquait à cacher.

Tous les signes rationnels qui annoncent la présence d'une pierre volumineuse existaient chez D.... Difficulté d'uriner; attitudes bizarres pour favoriser l'émission des urines; parfois interruption brusque du jet du liquide; besoins fréquents; incontinence nocturne et même diurne; urines épaisses, bourbeuses, chargées de mucosités, quelquefois sanguinolentes; douleur au périnée, au rectum et aux lombes; sensation douloureuse au bout de la verge; hypertrophie des organes copulateurs; allongement préputial démesuré : tels étaient les phénomènes qui annonçaient que le fragment ligneux était devenu le noyau d'une concrétion urinaire. On pouvait même supposer des complications locales en raison des souffrances du malade. L'introduction d'une sonde métallique dans la vessie heurta, dès son entrée dans ce viscère, contre un obstacle formé par le calcul, que dès l'abord je dus considérer comme volumineux. Le contact de l'instrument et de ce corps était rugueux, mais sans résistance notable, ce qui me fit présumer qu'il était d'une médiocre consistance. L'exploration par le périnée, par le rectum surtout, faisait facilement apprécier le volume du calcul, qu'on pouvait même distinguer par la palpation hypogastrique. L'état général du malade n'indiquait aucune maladie autre que celle des voies urinaires. La douleur, quoique très-intense, n'avait pas allumé de fièvre ni provoqué d'amaigrissement considérable. Le malade ayant été affecté d'un calcul urinaire par le fait d'un accident, n'avait ni lésion rénale, ni autre dérangement dû à la diathèse lithique. Il était donc dans des circonstances favorables pour une opération. La lithotritie étant évidemment contre-indiquée par la circonstance d'un noyau ligneux dans le calcul, je ne pouvais songer qu'à la taille; et malgré le volume présumé de la concrétion, j'optai pour la taille médiane, qui m'avait très-bien réussi dans d'autres circonstances, même pour des calculs volumineux. Le malade ayant été préparé par un jour de régime et par l'emploi d'un lavement laxatif, l'opération fut pratiquée le 15 juillet, en présence de M. le docteur Gaudibert et de plusieurs étudiants en médecine.

Soumis préalablement à l'inhalation chloroformique, D.... ne tarda pas à en ressentir les effets ; et pendant que l'anesthésie s'établissait, il fut placé et fixé dans la position convenable. Un rôle fut assigné à chaque aide, et un cathéter à large cannelure fut introduit sans difficulté dans la vessie. Je recommandai que la direction de cet instrument fût maintenue parallèle à la ligne médiane et qu'on pressât légèrement en bas , de manière à ce que la paroi inférieure de l'urètre fût par ce moyen rapprochée de la peau. Lorsque l'insensibilité fut complète , je divisai les téguments et les couches sous-cutanées à l'aide d'un bistouri droit, sur le côté gauche du raphé , parallèlement à celui-ci et dans l'étendue de quatre centimètres, de manière à terminer à un centimètre au-devant de l'anus. Le doigt indicateur gauche ayant aussitôt senti la cannelure du cathéter à travers la paroi inférieure de l'urètre, je portai la pointe du bistouri dans cette cannelure en arrière du bulbe , et je dirigeai l'instrument d'avant en arrière , le long de la saillie gauche du cathéter, de manière à faire l'incision directe plutôt sur le côté de la paroi urétrale que sur la ligne médiane , ce qui constitue l'un des points essentiels du procédé que j'ai décrit sous le nom *taille pararaphéale*. Je divisai ainsi toute la portion membraneuse , et lorsque je sentis la résistance de la prostate , je relevai le manche de l'instrument, en pressant modérément du côté de la pointe , pour diviser superficiellement la prostate sans dépasser sa faible épaisseur antéro-postérieure, et par conséquent en respectant le rectum. Le premier temps de l'opération était terminé. Je n'eus pas besoin du bistouri , car une voie suffisante était ouverte à l'introduction des instruments d'extraction et à la sortie du calcul. Le doigt, porté d'abord dans la vessie en même temps que le cathéter était retiré , toucha une pierre engagée du côté du col , où je reconnus une légère saillie que je présumai formée par le bout du corps étranger recouvert de matière calcaire. Le gorgeret et les tenettes furent successivement introduits , et je commençai aussitôt les tentatives d'extraction. Cette partie réglée de l'opération avait à peine exigé deux minutes.

L'extraction fut rendue plus longue par des circonstances particulières. Le calcul était volumineux et friable. Saisi avec les tenettes , il éclata ou plutôt s'écrasa en gros fragments pendant les premiers efforts de pression. Je fus donc obligé de faire une extraction parcellaire. J'amenai d'abord deux portions assez volumineuses qui auraient représenté isolément un calcul d'une assez forte dimension. A la troisième tentative, le noyau ligneux s'engagea dans les cuillers des tenettes , dans la direction même de sa longueur , en sorte qu'il ne fallut aucune modification à la manœuvre ordinaire pour les retirer. Nous reconnûmes dans ce corps les caractères d'un fragment de branche de saule , malgré les incrustations qui le recouvraient. Sa longueur était d'environ un décimètre; il était plus épais à l'une de ses extrémités qui était fendillée, et il était modérément incurvé dans l'ensemble de sa longueur. Il fallut revenir à une introduction réitérée des tenettes, pour compléter l'extraction des fragments. Chaque essai amenait une portion plus ou moins épaisse. Vers la fin, les cuillers des tenettes se remplissaient d'un détritus délayé, d'une sorte de boue graveleuse. Je fis alors des injections détersives avec de l'eau tiède, pour entraîner ce gravier si abondant. L'ensemble des fragments recueillis pesait au-delà de 50 grammes. Lorsque les lavages réitérés me parurent avoir débarrassé l'organe, je portai mon doigt dans sa cavité, pour m'assurer qu'elle était libre et que je n'abandonnais dans la vessie aucun débris susceptible de favoriser une nouvelle formation calculeuse. Je ne fus pas médiocrement surpris, en explorant ainsi l'organe, de me sentir assez fortement piqué à la pulpe de l'indicateur. En inclinant mon doigt dans divers sens, je finis par reconnaître un corps résistant, allongé et terminé par une extrémité pointue dirigée vers la partie antérieure et gauche du col. Le malade étant encore dans un demi-sommeil anesthésique, il me fut impossible de l'interroger utilement sur la présence de ce nouveau corps étranger dont il ne m'avait pas parlé, et je me mis en mesure de l'extraire. Sa forme et sa disposition le soustrayant à une pression efficace entre les cuillers des tenettes, je substituai à celles-ci des pinces à pansement à mors croisés, et je finis par saisir solidement cette tige pointue, que j'amenai bientôt hors de la plaie, au grand étonnement des assistants.

J'explorai avec une nouvelle attention cette vessie où se trouvaient cachés tant d'objets inattendus; il me sembla reconnaître encore parmi les fragments un brin de paille, sans avoir pu toutefois en déterminer rigoureusement la nature. Lorsque j'eus enfin acquis la certitude que l'organe était libre, je procédai au lavage de la plaie; je fis une dernière injection détersive et je déliai le malade pour le faire transporter sur un lit convenablement préparé, où je le plaçai dans l'attitude dont la pratique a démontré les avantages. Le second temps de l'opération avait exigé près d'un quart d'heure.

Lorsque l'opéré fut revenu du sommeil anesthésique, et que le moment de trouble produit par l'opération eut cessé, je m'informai des circonstances relatives à la présence du dernier corps étranger, qui consistait en une forte aiguille en cuivre aplatie sur ses faces, recourbée en anneau à l'une de ses extrémités, et pointue à l'autre. Mais je ne pus obtenir la moindre réponse. Le malade ne voulut absolument rien dire, ni dans ce moment, ni plus tard, et je dus renoncer à des questions qui, n'aboutissant plus qu'à satisfaire la curiosité, causaient au malade une inquiétude inutile. J'ai pensé qu'il ne serait pas sans intérêt pour le lecteur de retrouver ici la figure de cette aiguille métallique, celle de la portion de branche de saule, et enfin, la forme présumée du calcul dont les fragments assemblés donnent l'idée de ce qu'il pouvait être dans la vessie (Fig. 1, 2, 3).

Une potion calmante et antispasmodique fut administrée par cuillerées; des embrocations sédatives avec de l'huile de jusquiame camphrée furent réitérées toutes les quatre heures ; le malade prit de la tisane de graine de lin émulsionnée, et fut soumis à la diète liquide. — Après un mouvement passager de concentration, il s'établit une réaction modérée et non fébrile. La soirée fut bonne et l'opéré dormit plusieurs heures pendant la nuit. L'urine avait coulé facilement par la plaie, la douleur vésicale avait été modérée ou nulle.

Continuation du bien-être le lendemain de l'opération; pas de fièvre; pas d'hémorrhagie; douleur presque nulle. Le malade ressent cependant une cuisson assez prononcée dans la soirée; les bords cutanés, un peu gonflés, se mettent en contact. Ce gonflement et la coaptation des surfaces opposées de la plaie qui en est la conséquence, sont sans doute plus prononcés vers la partie profonde, car dans la matinée du jour suivant, l'urine commence à être rendue par la verge, et ne s'écoule plus d'une manière continue par l'ouverture périnéale.

Dans la journée du 19 juillet, quatre jours après l'opération, le malade ressent une douleur assez marquée dans la région hypogastrique; une fièvre légère se déclare, mais il ne s'agit que d'une menace de cystite; la fièvre ne dure que quelques heures et la douleur vésicale cède à l'emploi de cataplasmes laudanisés. L'émission des urines continue à se faire par la verge et par la plaie; le malade est toujours maintenu à la diète et aux boissons délayantes.

Le cinquième jour de l'opération n'est signalé par aucun retour de la douleur vésicale observée la veille. L'examen de la plaie indique un commencement de cicatrisation, surtout à son angle antérieur; la plus grande partie de l'urine passe par la verge; il n'y a ni trace d'ecchymose scrotale, ni infiltration d'urine autour de la plaie. Un lavement émollient est administré dans la soirée; les déjections qui lui succèdent concourent à soulager le malade, qui passe une bonne nuit.

Les phénomènes précurseurs d'une prochaine guérison se dessinent de plus en plus les sixième et septième jours. La température de la peau est normale; pas de retour fébrile; ventre souple; sommeil profond; faciès satisfaisant. Il ne s'écoule presque pas d'urine par la plaie. Une alimentation un peu plus substantielle est permise au malade.

Le huitième jour, la plaie est cicatrisée : l'opéré éprouve un bien-être général et témoigne le désir de se lever, se déclarant guéri. Je lui recommande beaucoup de prudence et la prolongation du séjour au lit, dans la crainte que, par la position verticale, l'urine ne s'infiltre à travers les lèvres de la plaie, trop récemment adhérentes, et ne rouvre le passage périnéal. Le malade ayant passé une excellente nuit et n'éprouvant en urinant, ni obstacle, ni douleur, ne tient pas compte de ma recommandation et se lève dès le neuvième jour. Il n'en résulta aucun incon-

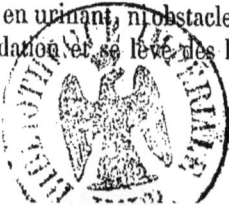

vénient. Le travail curateur se consolide de plus en plus, ce n'est qu'à grand'peine que je puis retenir l'opéré à Montpellier, sous le prétexte de l'observer et de consolider sa guérison. Il s'obstine à vouloir partir le douzième jour, se reconnaissant parfaitement guéri. Les renseignements ultérieurs qui m'ont été transmis sur son état, ont pleinement confirmé les résultats déjà obtenus dès le huitième jour. A son arrivée à la ferme, l'opéré avait continué à se bien porter, et rien n'a troublé les résultats de cette opération qui, sous le rapport de ses suites, n'a pas plus impressionné l'organisme, qu'une incision peu étendue pratiquée sur un point quelconque de la peau.

Le fait dont nous venons de raconter les détails pourrait donner lieu à une interprétation clinique étendue, à cause des points de vue variés sous lesquels il serait susceptible d'être envisagé. Nous nous bornerons à porter l'attention du lecteur sur quelques points.

L'exemple de notre opéré grossit la liste, déjà bien connue dans la science chirurgicale, des individus abrutis par l'onanisme, et particulièrement de ces bergers, de ces désœuvrés de la vie des champs qui, plus que les autres, ont fourni l'occasion d'observer des corps étrangers de toute nature introduits dans la vessie par la plus étrange aberration de l'instinct génésique. Morand et de nos jours M. Civiale ont rassemblé un grand nombre de faits de ce genre. J'ai eu, pour ma part, l'occasion de trouver, dans des opérations auxquelles j'ai assisté ou que j'ai pratiquées, quelques-uns de ces singuliers exemples de corps étrangers ayant servi de noyau à des pierres vésicales, tels qu'un fragment d'épi de blé, une tige d'alène de cordonnier, un porte-plume métallique que j'ai extrait de la vessie d'une jeune fille avec le calcul dont il était revêtu, enfin, le morceau de bois et l'aiguille qui ont fait le sujet de l'observation actuelle. Une circonstance commune m'a frappé, par rapport aux suites de la lésion vésicale : c'est que ces corps étrangers, malgré la gêne et la douleur qu'ils pouvaient occasionner, réveillaient moins d'inflammation locale et de réaction constitutionnelle que les calculs formés spontanément ; j'ai remarqué surtout que les phénomènes consécutifs à l'opération cystotomique, s'éloignaient à peine de l'état normal, et qu'il y avait du moins absence de toute complication importante. Chez le sujet de l'observation qui précède, et sur la jeune fille délivrée de son porte-plume, par un débridement vaginal, la guérison fut non-seulement exempte d'accident, mais il n'y eut pas même de la fièvre. Ce résultat me paraît tenir à deux causes: l'état même des sujets opérés, et le mode opératoire mis en pratique.

Les conditions dans lesquelles se présentent les sujets qui ont des corps étrangers introduits dans la vessie, sont toujours meilleures que celles de la plupart des calculeux qui doivent leur maladie à l'influence spontanée de la diathèse lithique. Chez les premiers, l'organisme ne présente aucune disposition primitive fâcheuse. Il n'existe pas en eux d'affection préalable du système entier que la maladie calculeuse vienne compliquer secondairement, et il est rare qu'il y ait des lésions rénales, soit primitives, soit consécutives, comme on en observe si souvent chez les calculeux ordinaires. Une autre circonstance contribue sans doute à maintenir ces sujets dans des conditions relativement favorables; comme ils n'ignorent pas la cause de leur maladie, ils réclament en temps opportun les secours de l'art, au moins d'une manière générale. Certains déclarent presque aussitôt leur accident, et ceux que la honte retient plus ou moins longtemps, cèdent du moins aux premières douleurs un peu vives qu'ils ressentent, et n'attendent pas que des lésions trop profondes aient compromis leur existence. Il en résulte que, dans la majorité des cas, le chirurgien opère sur des sujets bien disposés, n'ayant qu'une lésion locale, et chez lesquels tout rentre dans l'ordre aussitôt que par l'extraction des corps étrangers les organes sont rendus à leur condition naturelle. Cette circonstance est d'une si grande influence par rapport aux résultats ultérieurs de l'opération, qu'alors même que, par une disposition exceptionnelle, celle-ci est rendue laborieuse dans un des temps qui la composent, l'organe résiste aux causes transitoires d'irritation qu'il peut subir. Ainsi, chez le sujet dont nous avons rapporté l'observation, bien que la friabilité du calcul eût rendu sa sortie laborieuse à cause de l'introduction réitérée des tenettes pour retirer tous les débris, et que l'obligation d'extraire une épingle en cuivre se fût ajoutée à celle de délivrer l'organe du corps étranger principal, il n'en résulta aucun accident local et, par suite, aucune réaction de nature compromettante.

Une innocuité à peu près pareille s'étant rencontrée dans les opérations de taille médiane que j'ai pratiquées sur des sujets placés dans d'autres conditions, et pour des calculs formés sous l'influence de la diathèse lithique, j'ai cru pouvoir attribuer au mode opératoire préféré, les résultats avantageux que j'ai enregistrés jusqu'à ce jour. Depuis l'année 1849, j'ai eu quatorze fois recours à la taille médiane ; et non-seulement toutes les opérations ont été suivies de succès [1], mais chez plusieurs opérés le rétablissement a eu lieu dans un délai très-court. J'ai observé une véritable réunion immédiate chez un jeune homme âgé de 18 ans, et qui fut délivré d'un calcul mural. L'urine ne coula par la plaie que le premier jour, et il ne survint pas de suppuration ; ce résultat, assez exceptionnel à la suite de la cystotomie, s'est à peu près renouvelé chez le sujet dont nous venons de rapporter l'observation. Bien que l'urine se soit écoulée partiellement par l'ouverture périnéale pendant les premiers jours, celle-ci ne s'en est pas moins fermée très-promptement, et le huitième jour le trajet était cicatrisé. Des suites aussi simples et la possibilité d'une guérison aussi rapide, me semblent militer fortement en faveur de la taille médiane ; et, sans vouloir la substituer irrévocablement à tout autre mode cystotomique ; sans méconnaître surtout les avantages de la lithotritie, qui a ses indications particulières, je crois pouvoir recommander de plus en plus une simplification opératoire qui abrège la durée de la manœuvre, qui annule ses difficultés, et qui atteint le calcul par une voie où l'instrument ne rencontre pas de vaisseaux.

Si l'on ajoute à ces considérations que la connaissance des rapports de la prostate et du rectum permet d'éviter la lésion de ce dernier organe, que la taille médiane éloigne les chances d'infiltration urinaire et n'expose pas plus que toute autre à la lésion des canaux éjaculateurs, si exagérée par Scarpa, pour les besoins

---

[1] Voir les résultats statistiques consignés dans notre *Mémoire sur la taille médiane*, loc. cit.

de la cause scientifique qu'il s'était attaché à défendre ; si d'après les données de l'expérience on est conduit à admettre que la taille médiane n'est pas contre-indiquée, même lorsque le calcul est volumineux ; qu'il est d'ailleurs possible et même facile, dans les cas où ce volume ferait obstacle à l'extraction, de le réduire au moyen d'un lithotriteur introduit par la plaie, on verra que le champ de l'opération n'est ni restreint, ni hérissé d'embarras. Enfin, si le succès vient ajouter sa sanction aux prévisions rationnelles, et que les résultats heureux s'expriment, non-seulement par rapport à la conservation de la vie de l'opéré, mais en ce qui concerne l'exclusion des accidents passagers ou permanents dont la cystotomie, considérée d'une manière générale, peut être la cause, on s'affranchira avec une indépendance croissante des préjugés qui ont écarté si longtemps la taille médiane de la pratique chirurgicale, et on inscrira en sa faveur des preuves de plus en plus décisives.

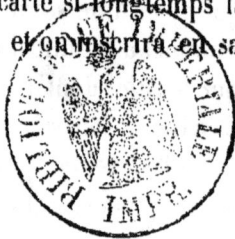

Montp. — Typog. de Boehm.

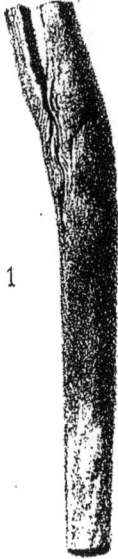

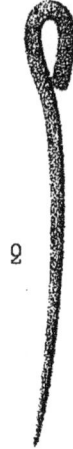

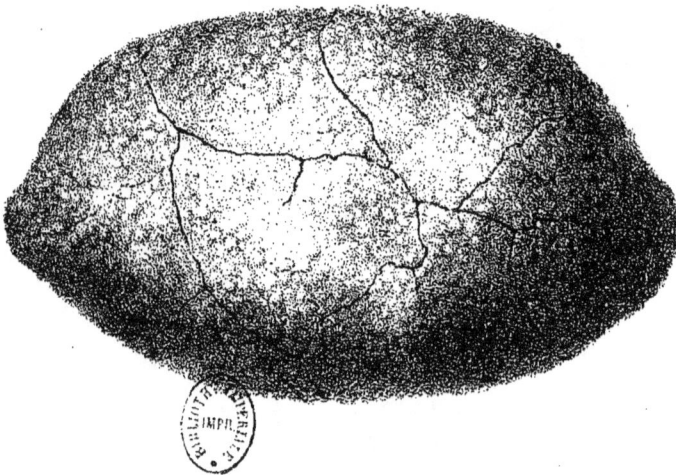

Corps étrangers et calcul extraits de la vessie par la taille médiane.

Lith. de Boehm, Montpellier.

www.ingramcontent.com/pod-product-compliance
Lightning Source LLC
Chambersburg PA
CBHW050423210326
41520CB00020B/6722